Índice

profissional médico qualificado para quaisquer problemas ou sintomas de saúde associados

a eles. Todo esforço possível foi feito na preparação e pesquisa

deste material. Não oferecemos garantias com relação à precisão, aplicabilidade

de seu conteúdo ou qualquer omissão.

Introdução

As dietas ficam com raiva porque em nossa sociedade de gratificação

instantânea, bem ... por que não? Muitas dietas

prometem resultados rápidos, mas elas realmente
produzem resultados rápidos?

É difícil dizer, já que cada pessoa é diferente, mas a maioria das dietas
da FAD não é necessariamente sustentável, nem

permite resultados duradouros. Alguns podem até
ser

totalmente doentios. Muitos não têm pesquisas ou

dados comprovados de eficácia enquanto são seguros
para você.

No entanto, existem algumas ótimas dietas que se

concentram na saúde de curto e longo prazo.

Vale a pena analisar essas dietas, pois são
apoiadas pela

ciência e pela pesquisa como opções sustentáveis. Não
apenas

você pode experimentar uma perda de peso saudável, mas os

benefícios são ilimitados.

Se você tem colesterol alto, pressão alta / açúcar, diabetes, etc., pode se
beneficiar de uma

dessas dietas. Eles são projetados para se concentrar tanto na sua saúde
quanto no seu peso, para que você não precise se

preocupar nesse caso.

*Portanto, se você estiver procurando por uma dieta na qual possa se manter e
ver resultados, poderá continuar*

lendo.

Aqui estão *"7 dietas que fazem sentido"* ...

A dieta Dash

Aqui está uma dieta popular e eficaz que foi classificada como "Melhor dieta" pelo US News and World por oito anos

seguidos. As pessoas estão obtendo resultados fenomenais com a

dieta Dash e seus benefícios são tão bons quanto você poderia pedir.

É consistentemente classificada como a melhor dieta em muitas listas e

publicações, o que significa que deve ser tudo o que se pensa

· É um conceito simples e se

concentra na eficácia do grupo de alimentos

para preparar refeições saudáveis. Existe uma estratégia para

algo eficaz e a Dash Diet não é exceção.

A dieta Dash é rica em frutas, vegetais, carnes magras,

grãos integrais e laticínios com pouca gordura.

Com as dietas Dash, os benefícios que você pode esperar incluem:

• Pressão arterial baixa

• Açúcar no sangue estável

• Níveis de colesterol HDL (bom) aprimorados e níveis
  mais baixos de colesterol LDL (ruim)

• Perda de peso

• Saúde geral melhor

A dieta Dash faz todo o possível coisas certas e é recomendado por
várias das principais organizações de saúde.

Estes incluem o National Heart, Lung and Blood Institute e The
Dietary Guidelines for Americans. Se

um programa de dieta tem boa reputação com as principais
associações de saúde, provavelmente é muito eficaz.

Qualquer pessoa, de adultos a crianças, pode se beneficiar da dieta
Dash, pois é densa em nutrientes e inclui

tudo o que você precisa em sua dieta. Você também pode seguir essa dieta
a longo prazo, pois nós, humanos, precisamos de uma variedade

de   nutrientes.

A dieta Dash garante que você nunca fique deficiente em nada e que muitas
pessoas enfrentam esse

mesmo problema com outras dietas.

Se você gostaria de experimentar os resultados surpreendentes que
muitos elogiam, considere

experimentar a dieta Dash! Você não tem
nada a perder ... bem, talvez alguns quilos
a mais.

A dieta mediterrânea

Uma dieta incrível para saúde e perda de peso é a dieta mediterrânea. Principalmente à base de plantas, essa dieta

se concentra em vegetais, frutas, nozes, grãos integrais, peixe, ervas e óleos saudáveis. Essa dieta foi encontrada em

vários estudos para prevenir doenças cardíacas e até reduzir seus efeitos naqueles já diagnosticados.

A carne vermelha é consumida em quantidades muito limitadas e você também pode tomar um pouco de vinho tinto (com moderação, é

claro).

O azeite é usado em vez de manteiga e / ou pastas

para gorduras saudáveis e ervas substituem o
sal.

Aqui estão algumas regras para a dieta mediterrânea:

- A dieta deve ser principalmente baseada
  em vegetais.

- O peixe pode ser consumido 1-2 vezes por
  semana.

- Carnes vermelhas são consumidas não mais do que

    duas vezes por mês.

- Use óleos saudáveis
  para substituir a
  manteiga / margarina.

- Você pode tomar um pouco de
  vinho (bom para a saúde do

coração).

- Seja generoso com ervas e especiarias
  para reduzir a ingestão de sal.

Sua pressão arterial agradecerá, enquanto seus níveis de
açúcar no sangue se estabilizarão. Além disso, a saúde do
coração é um

motivo importante para seguir uma dieta saudável como a dieta
mediterrânea. Alimentos naturais e integrais são o

foco da dieta mediterrânea.

Jogue um pouco de azeite e reduza os extras desnecessários que
costumamos adicionar aos nossos alimentos.

No geral, a dieta mediterrânea é uma das
melhores dietas que você pode seguir.

WW "Bem-Estar que Funciona"

"Wellness That Works"

Bem-Estar que Funciona era anteriormente Vigilantes do Peso. Este
sistema de dieta

existe há algum tempo, mas não há dúvida de que a WW

("Wellness That Works") é uma das melhores quando se trata de pura perda de peso.

WW, que anteriormente era Vigilantes do Peso, foca em um sistema de pontos onde você não precisa necessariamente

cortar certos alimentos. O plano Vigilantes do Peso foi desenvolvido para promover porções menores e um

equilíbrio de alimentos.

Então você pode comer alimentos que você gosta, mas dentro da

razão, basicamente.

No entanto, eles aconselham a comer alimentos saudáveis

e o novo programa de freestyle da WW adicionou

muitas opções de ponto zero. Isso significa que você não

precisa contar ou acompanhar esses alimentos em

seus planos de refeições.

Eles têm algumas assinaturas diferentes para ajudá-lo a manter o controle, incluindo treinamento pessoal,dieta

acompanhamento de, atividade física e uma comunidade.

Por que você se beneficiará de um programa WW ...

• Está comprovado

• Perder peso de maneira saudável

• Obter suporte

• Acompanhar tudo com o toque de
um botão (ou tela)

Um programa de dieta duradouro como o WW provou ser eficaz e causar
perda de peso. Eles

mudaram ao longo dos anos e para melhor. As ferramentas que
eles fornecem são maravilhosas e é fácil

manter-se motivado quando você tem um
bom plano.

Considere a WW se a perda de peso é o seu principal objetivo, porque
muitas pessoas
podem garantir sua credibilidade e

eficácia.

Uma dieta de baixa caloria

Essa dieta é a que a maioria das pessoas seguiria porque não exige tanta
preparação. Você simplesmente

segue uma dieta de baixa caloria comendo alimentos que estão
enchendo ainda não tão caloricamente densos. Alimentos saudáveis são

incentivados, mas não são tão rigorosos quanto muitas
dietas específicas.

Observe que esta dieta é uma dieta de baixa
caloria. Isso significa

comer menos calorias do que você está acostumado a
comer. Se você

ficar muito baixo, pode se tornar deficiente em nutrientes,

vitaminas e minerais. Então você derrota o propósito de

uma dieta saudável (acontece frequentemente).

É inteligente ter alguma preparação, porque se você

começar a comer menos, poderá voltar a comer
mais

devido à falta de preparação.

**Aqui estão algumas dicas para iniciar uma dieta
geral com baixas calorias:**

- Compre e prepare alimentos com antecedência

- Consuma alimentos que sejam
  minimamente / não processados

- Leia os rótulos dos alimentos

- Coma refeições equilibradas que incluem proteínas
  magras, vegetais e alguns grãos.

- Concentre-se nas opções vegetais (carnes
  magras são aceitáveis)

- Use uma calculadora de perda de peso para ter uma idéia de suas
  necessidades calóricas diárias (

facilita o controle).

Além da perda de peso, uma dieta de baixa caloria permite um sistema digestivo mais saudável, enquanto

desacelera o processo de envelhecimento. A pesquisa sugere que dietas com baixas calorias podem diminuir o risco de

câncer, diabetes e Alzheimer também.

Comer calorias mais baixas pode não ser fácil, mas se você comer alimentos ricos em nutrientes e minimizar alimentos processados,

fica mais fácil e, como resultado, ficará mais saudável.

Qualquer pessoa pode perder peso por comer menos calorias, mas os benefícios só valem a pena se seguirem uma dieta semelhante

periodicamente, no mínimo.

A Dieta Flexitária

Definitivamente, um nome exclusivo para um programa de dieta, mas soa exatamente como é. A dieta flexitária é para

quem quer experimentar vegetariano, mas também tem um pedaço de carne de vez em quando. O foco da dieta é

focar
principalmente em
alimentos à base
de plantas.

Promove a saúde geral, sem privá-lo completamente
de um bom bife suculento!

Esta é uma boa dieta para alguém que queira mergulhar completamente em ser vegetariano em algum momento para

ou alguém que
simplesmente não pode
ficar sem carne.

Os alimentos que você normalmente consumiria ao
seguir uma dieta flexitária incluem:

- Feijão, leguminosa

- Tofu

- Legumes

- Nozes

- Frutas

• Qualquer coisa baseada em plantas e minimamente /
não processada

Com a dieta Flexitária, é melhor evitar alimentos processados, frituras,
alimentos refinados como farinha branca

e macarrão, além de açúcares adicionados. A redução de carnes e
laticínios é o foco principal desta dieta, mas

incentivar hábitos saudáveis também é
essencial para obter resultados.

A maioria das pessoas provavelmente escolheria começar por aqui
quando migrar para uma dieta baseada em vegetais mais pesada . Pular
uma dieta pesada e direta com vegetais pode causar algum desconforto
estomacal. Enquanto os

alimentos à base de plantas forem introduzidos com um pouco mais de
frequência, você se tornará um "Flexitarista" oficial.

Uma dieta flexitária é bastante simples de seguir, mas a preparação é
importante para não alcançar os

alimentos errados. Portanto, tenha seus alimentos facilmente acessíveis.
Muitas pessoas apreciariam a flexibilidade desta dieta e

ela ganhou seu nome (legal) com razão.

Dieta baseada em vegetais (vegana)

Por mais simples que pareça, pode ser desafiador mudar de uma dieta
que inclui carne e laticínios para uma

dieta vegana. Você realmente precisa entender o que é ser
vegano antes de se comprometer com essa dieta.

Nada do que você consome
pode conter carne, laticínios ou

animais por produtos (inclui mel).

No entanto, existem alguns grandes
benefícios em se tornar vegano.

Estudos demonstraram que
você obtém mais fibra e

nutrição baseada em plantas (obviamente) da
qual precisamos o suficiente.

Muitos comedores de carne negligenciam alimentos à base
de plantas como resultado

de a carne ser uma fonte primária de alimento. Bem, uma dieta
vegana é

rica em muitos nutrientes, antioxidantes,
vitaminas e minerais à base de plantas.

**As dietas veganas incluem alimentos
como:**

- Tofu

- Feijão

- Legumes

• Frutas

• Nozes

• Grãos

• Alimentos veganos, como queijo, sorvete etc.

Existem muitas opções quando se trata de comer veganos. Muitas receitas são feitas com esses alimentos,

mas essas são apenas algumas das suas opções. Na verdade, existem algumas opções incríveis que você nunca

pensaria serem veganas se as comesse.

Esses alimentos também são fantásticos para a limpeza do corpo e o deixarão cheio de energia.

Estudos mostram que os veganos, em média, pesam menos que os não veganos e os outros benefícios incluem estável

pressão / açúcar no sangue, prevenção de doenças, perda de peso e boa saúde geral.

Uma preocupação comum com uma dieta vegan é que B12 é muitas vezes uma vitamina que vegans são deficientes . Para

corrigir esta deficiência exigiria alimentos fortificados ou suplementos para obter B12 suficiente. A maioria dos outros

nutrientes pode ser encontrada em alimentos à base de plantas.

Se você estava interessado em se tornar vegano, lembre-se de que é um estilo de vida que você também deve comprometer. Ser

vegano é mais do que apenas o que você come, mas como
estamos discutindo dietas, você terá que encontrar essas

informações!

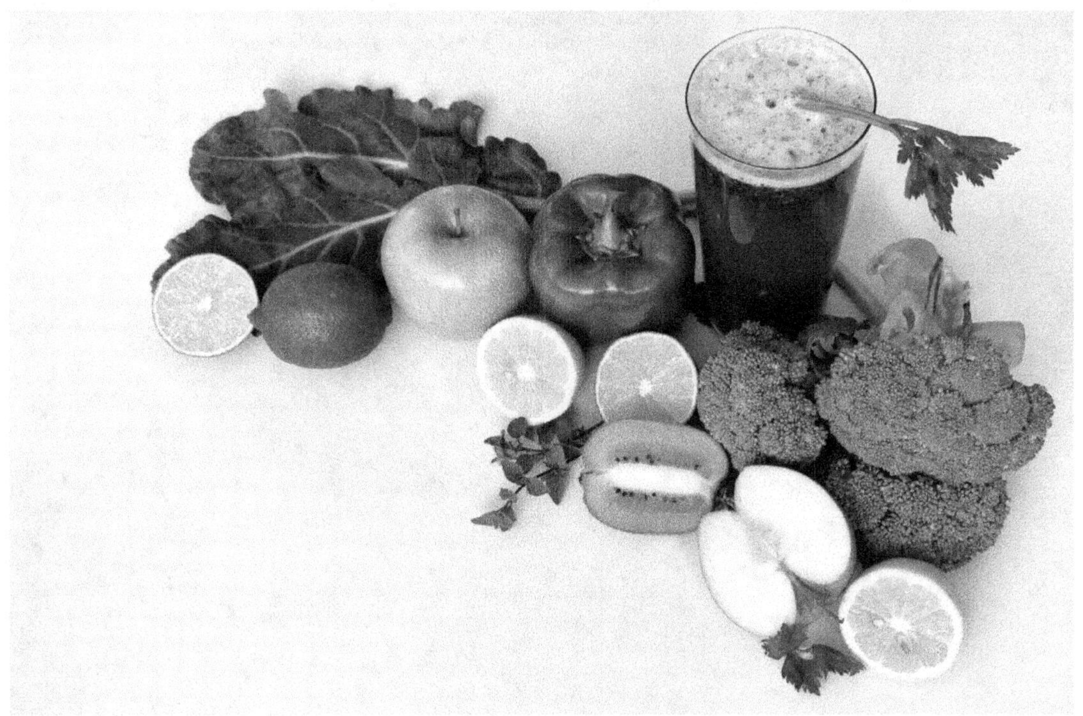

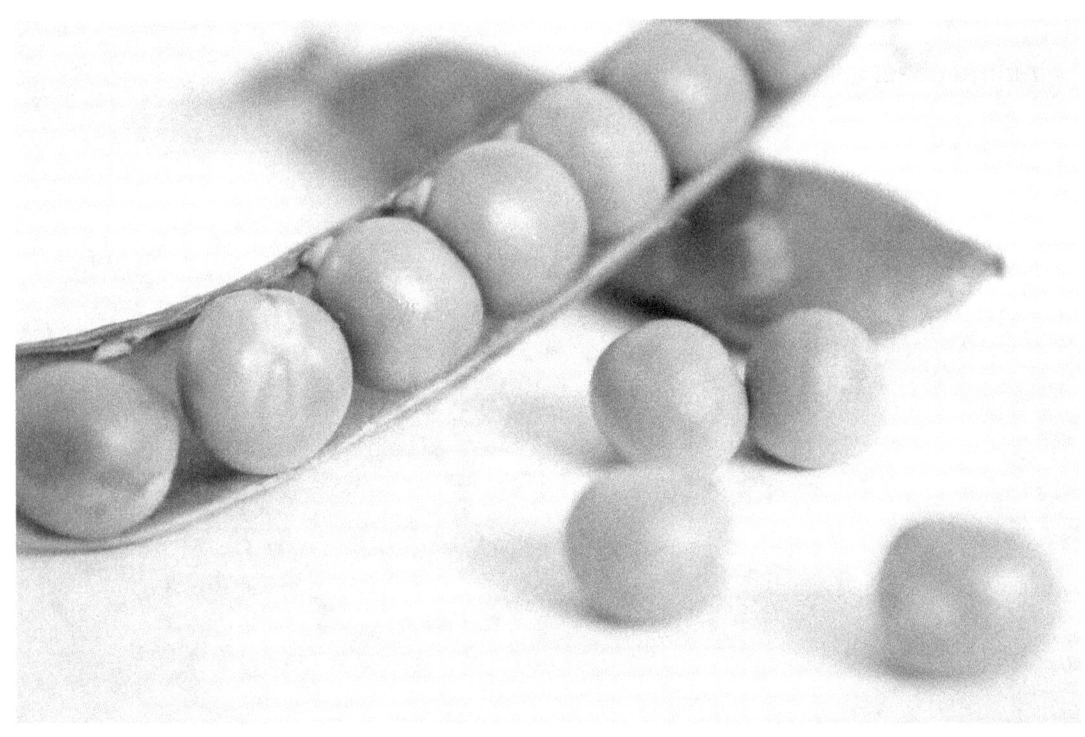

Dieta cetogênica

Você certamente já ouviu falar do trabalho "Cetogênico" porque nunca foi tão popular. Em todo lugar que você

vira; você ouve ou vê alguém "Indo ao ceto". Muitas pessoas estão defendendo sua eficácia e os

suplementos de Keto foram introduzidos no mercado.

Embora a dieta cetogênica tenha seu lugar, ela pode

não ser sustentável para
sempre e isso é bom.
Muitas

vezes, as pessoas que seguem uma dieta experimentam

os benefícios e depois seguem um semelhante

estilo alimentar.

O objetivo de uma dieta cetogênica é permitir que a gordura

seja usada como principal
fonte de energia em vez de

carboidratos (cetose). Agora, as dietas cetogênicas

não são seguras para todos (diabéticos e

mulheres grávidas).

Uma dieta normal com pouco carboidrato deve ser segura e sem o risco de complicações significativas para a maioria das

pessoas.

Os médicos usam dietas cetogênicas para crianças e adultos com epilepsia há um tempo. Algumas pesquisas

sugerem que uma dieta cetogênica pode ajudar com doenças cardíacas, diabetes e resistência à insulina. Seus possíveis

efeitos sobre o câncer e outras

doenças ainda estão
sendo descobertos

De acordo com o WebMD, a cetose começa em 3-4 dias após comer menos
de 50 gramas de carboidratos por dia e / ou o

jejum também pode causar cetose. Neste ponto, você deve ser capaz de ver
como o Keto está afetando seu

corp o. Antes de iniciar uma dieta cetogênica, verifique se você

está preparado com a nutrição adequada.

**Aqui estão alguns alimentos a serem
considerados em uma dieta
cetogênica:**

• Carnes magras

• Vegetais com pouco teor de carboidrato

• Ovos

• Azeite / Óleo de Coco

• Laticínios com alto teor de gordura

• Nozes / sementes

• Abacates

• Bagas

Esses alimentos são um ótimo começo para uma dieta Keto.
Observe que os carboidratos não são completamente
cortados, mas são

restritos o suficiente para que as gorduras substituam a energia. Na verdade, existem algumas formas diferentes de uma

dieta cetogênica (variações nos carboidratos), mas uma
dieta iniciante não deve ser complexa.

Também é mais seguro começar diminuindo lentamente os
carboidratos antes de experimentar um estado completo

de cetose. Nossos corpos gostam de fazer as coisas devagar e, embora a
perda de gordura possa ser desejada rapidamente, deixe a saúde ser

sua primeira preocupação.

No início, a perda de peso pode ocorrer mais rapidamente porque os
carboidratos retêm água e você estaria eliminando muita

água dessa maneira. No entanto, você também queima gordura e
constrói músculos à medida que avança na dieta.

A dieta cetogênica pode não ser para todos, mas muitas
pessoas adoram sua eficácia.

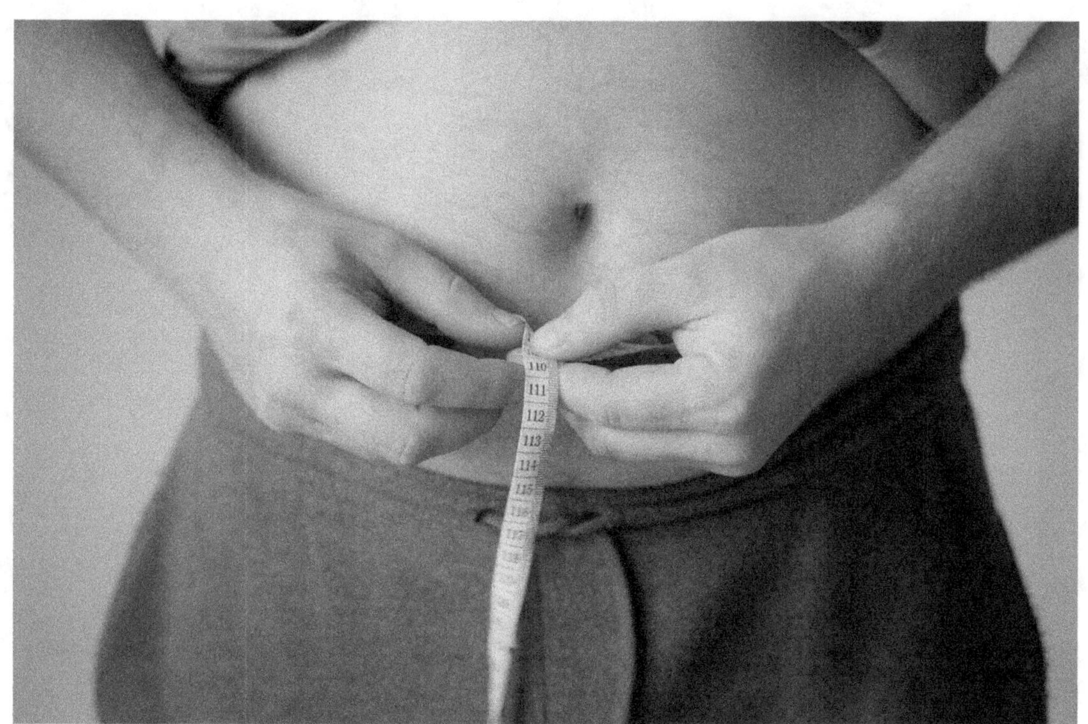
110
111
112
113
114
115
116
117
118

Escolha a dieta que funciona melhor para você

Não existe um tamanho único para todas as dietas (ou qualquer outra coisa na vida), mas existem algumas boas por

aí que você pode se beneficiar. Com certeza não custa tentar.

De qualquer forma, milhares de pessoas em todo o mundo estão vendo resultados espetaculares e que mudam a vida ... então, por que

não ser um deles?

Um bom programa de dieta tem apoio científico e muitos depoimentos positivos. Tem que haver um objetivo

por trás de um plano de
dieta para alcançar
resultados de qualquer tipo.

As dietas da moda passageira prometem muito enquanto
entregam e até não são saudáveis para você. Esses são os

programas dos quais você deve ficar longe. Eles vêm e vão e
geralmente as reclamações superam as

críticas positivas.

Algumas dessas dietas listadas podem ser adequadas apenas para certas
pessoas e / ou por um curto período. Conhecer

seu estado atual de saúde e seus objetivos facilitará
as coisas para você.

Uma dieta não precisa durar para sempre, mas o desenvolvimento de
bons hábitos deve durar para sempre. Portanto, se você está hesitante

em tentar algo porque tem medo de se comprometer ... não fique! Sua
saúde depende de

você decidir mudar seus hábitos
alimentares para sempre.

Essas 7 dietas fazem sentido e seus resultados também!

Link ùteis:

Para quem quer emagrecer rápido---->> Projeto Fit 60 dias

Para quem não consegue seguir dieta ---->>Inibuim Caps

Potencialize seus resultados----------->> Super chá da vida

Corpo perfeito----------------->>>> Perfect body

Afinar a cintura-------->>> Perfect Body

Tirando a celulite de vez--------->>>Adeus celulite

Sistema garantido para emagrecer----->> Fica Keto

Limpando seu organismo------->> Desafio Detox

Você de corpo novo------>> Mulher Alfa

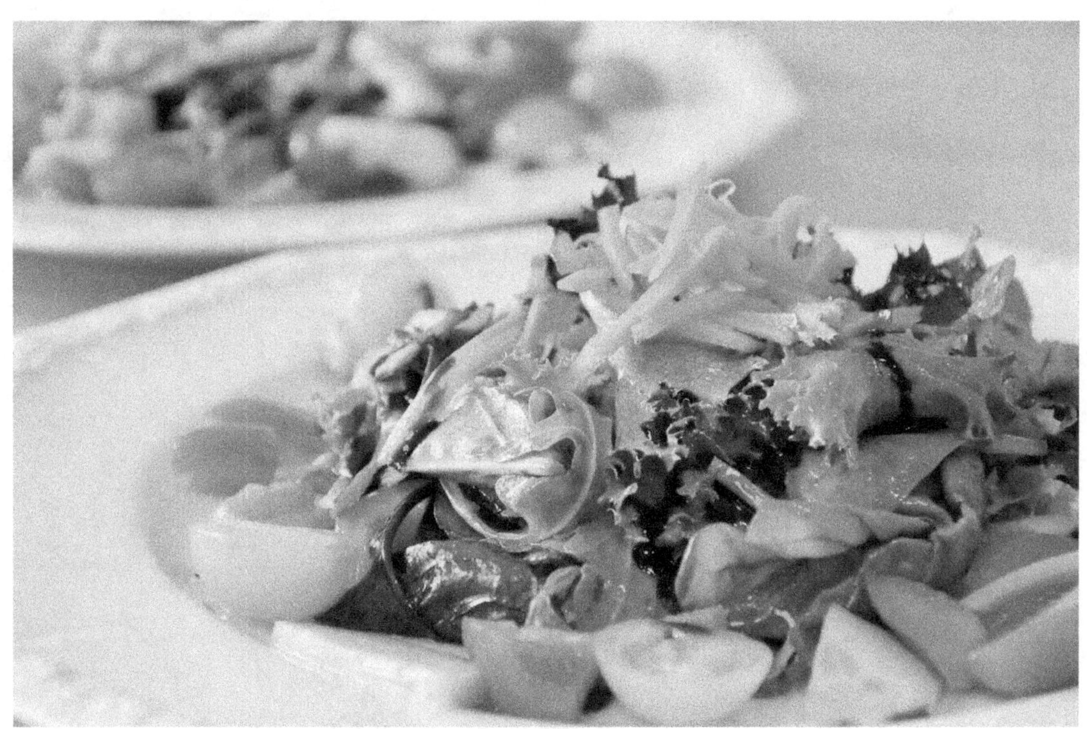

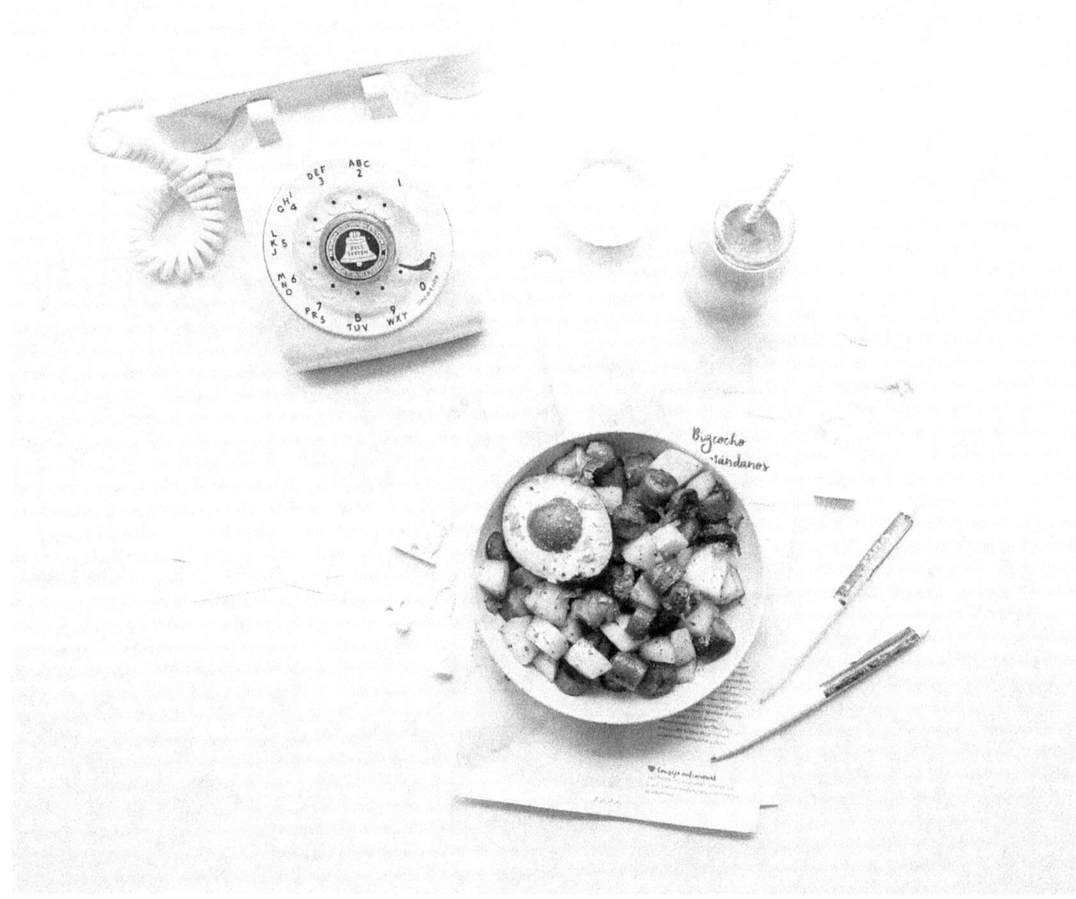
Bizcocho
arándanos